BEI GRIN MACHT SICH IHR WISSEN BEZAHLT

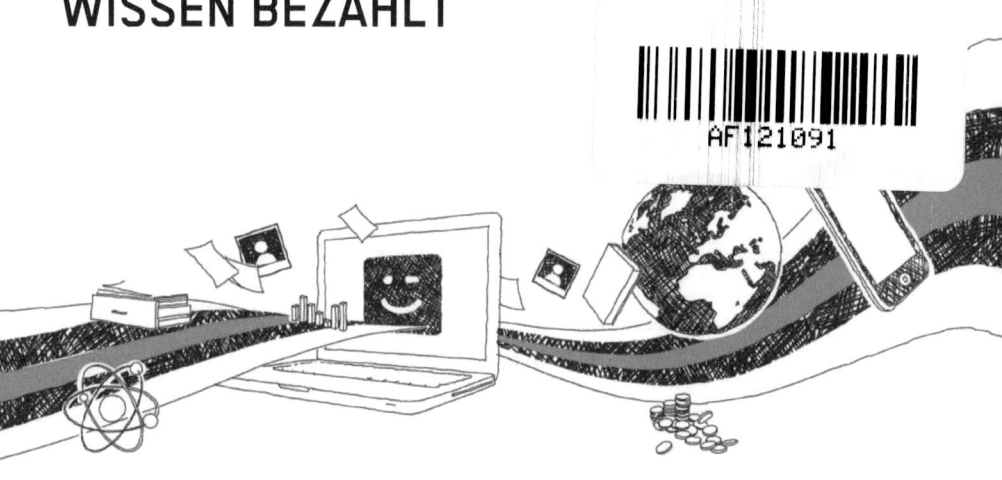

- Wir veröffentlichen Ihre Hausarbeit, Bachelor- und Masterarbeit

- Ihr eigenes eBook und Buch - weltweit in allen wichtigen Shops

- Verdienen Sie an jedem Verkauf

Jetzt bei www.GRIN.com hochladen und kostenlos publizieren

Werkstätten für Behinderte Menschen. Eingliederung in das Arbeitsleben oder endlose Beschäftigungstherapie?

Aktuelle Einblicke in die Möglichkeiten des Übergangs auf den allgemeinen Arbeitsmarkt für Menschen mit Behinderung

Beronice Neumann

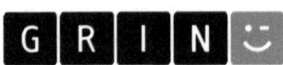

Bibliografische Information der Deutschen Nationalbibliothek:

Die Deutsche Nationalbibliothek verzeichnet diese Publikation in der
Deutschen Nationalbibliografie; detaillierte bibliografische Daten sind
im Internet über http://dnb.d-nb.de abrufbar.

ISBN: 9783346384904
Dieses Buch ist auch als E-Book erhältlich.

© GRIN Publishing GmbH
Nymphenburger Straße 86
80636 München

Alle Rechte vorbehalten

Druck und Bindung: Books on Demand GmbH, Norderstedt Germany
Gedruckt auf säurefreiem Papier aus verantwortungsvollen Quellen

Das vorliegende Werk wurde sorgfältig erarbeitet. Dennoch
übernehmen Autoren und Verlag für die Richtigkeit von Angaben,
Hinweisen, Links und Ratschlägen sowie eventuelle Druckfehler keine
Haftung.

Das Buch bei GRIN: https://www.grin.com/document/1005470

Inhaltsverzeichnis

1. Einleitung .... - 1 -
1 Definitionen Behinderung .... - 2 -
   1.1 Definition nach dem Sozialgesetzbuch .... - 2 -
   1.2 Definition nach der UN-Behindertenrechtskonvention (UN-BRK) ..... - 2 -
2 Behinderung Fakten .... - 3 -
   2.1 Gesetzliche Vorgaben für die Beschäftigung .... - 4 -
      2.1.1 Regelungen des Grundgesetzes .... - 5 -
      2.1.2 Regelungen des Sozialgesetzbuches .... - 6 -
3 Werkstätten für behinderte Menschen .... - 7 -
   3.1 Arbeitsmarkt .... - 7 -
   3.2 Zielgruppe und Aufgaben .... - 8 -
4 Korrelation der WfbM und der Teilhabe am Arbeitsmarkt .... - 9 -
   4.1 Das Praktikum .... - 10 -
      4.1.1 Inklusionsbetriebe .... - 10 -
   4.2 Außenarbeitsplätze .... - 11 -
   4.3 Unterstützungen .... - 11 -
      4.3.1 Arbeitsassistenz .... - 12 -
      4.3.2 Rückkehrrecht .... - 12 -
   4.4 Arbeitsentgelt für Werkstattarbeitende .... - 13 -
   4.5 Finanzielle Unterstützung .... - 13 -
      4.5.1 Budget für Arbeit .... - 13 -
   4.6 Teilschritte auf dem Weg nach draußen .... - 14 -
5 Fazit .... - 14 -
I. Literaturverzeichnis I
II. Abbildungsverzeichnis III
III. Literaturempfehlung IV

1. Einleitung

„Mach eine Ausbildung." „Geh studieren." „Such dir eine ordentliche Arbeit", all das haben wohl schon viele von ihren Eltern gesagt bekommen. Doch was ist, wenn das gar nicht so einfach ist? Wenn man eine Behinderung hat und nicht einfach mal ohne Probleme jede Arbeit körperlich machen kann?
Ich stelle mir diese Frage und möchte mich aus diesem Grund mit den Werkstätten für behinderte Menschen beschäftigen, mich mit ihren Aufgaben und Zielen befassen und erforschen, inwiefern ein Übergang auf den allgemeinen Arbeitsmarkt gefördert wird.
Meine These lautet: „Werkstätten für behinderte Menschen- Eingliederung in das Arbeitsleben oder endlose Beschäftigungstherapie?"
Beginnen werde ich meine Hausarbeit mit gesetzlichen Grundlagen, welche wichtig sind, um sich einen Überblick zu verschaffen, was es für Regelungen im Bereich der Beteiligung am Arbeitsleben von Menschen mit Behinderung gibt. Fortführend werde ich den Begriff der Behinderung definieren, wobei es aber nicht eine allgemeingültige Definition gibt, aus welchem Grund ich kurz 3 Definitionen vorstellen werde.
Folgend werde ich zum Thema der Werkstätten für Menschen mit Behinderung kommen, die Aufgaben und Zielgruppe beschreiben sowie kurz Themen wie die Entlohnung und den Arbeitsalltag ansprechen.
Ich werde auf Instrumente eingehen, welche unterstützend für den Übergang auf den allgemeinen Arbeitsmarkt sein können und abschließend diskutieren, inwieweit meine These zu beantworten ist. Mein Ziel ist es, zu erforschen, ob und wie der Übergang auf den allgemeinen Arbeitsmarkt für Menschen mit Behinderung erleichtert wird und inwieweit die WfbM dazu beitragen.
In meiner Hausarbeit nutze ich wissenschaftliche und möglichst aktuelle Quellen und werde meine Ergebnisse anschaulich darstellen. Ich habe den Text so gut wie möglich barrierefrei verfasst. Da die WfbM eine Inklusion darstellen sollen und Themen wie die UN-BRK besprochen werden, habe ich einen direkten Bezug zu den Themen des Seminars Behinderung und Gesellschaft.

Ich finde das Thema Behinderung und auch Werkstätten für behinderte Menschen sehr spannend, bin jedoch persönlich der Ansicht, dass behinderte Menschen noch zu wenig auf dem Arbeitsmarkt vertreten sind und möchte dies gern prüfen. Meiner Meinung nach könnte man sich noch viel mehr mit solchen Themen beschäftigen, weshalb ich mich sehr freue, eine Hausarbeit in diesem Fach schreiben zu dürfen.

1 Definitionen Behinderung

Um die Teilhabe behinderter Menschen auf dem Arbeitsmarkt zu betrachten, muss vorerst geklärt werden, wer überhaupt als behindert gilt. Dies ist von hoher Bedeutung, um klarzustellen, wer überhaupt einen Anspruch auf einen Werkstättenplatz hat. Das Verständnis von Behinderung entwickelt sich ständig weiter. Es gibt keine allgemeine Definition für Behinderung, jedoch ist es spannend, unterschiedliche Definitionen mit ihren antagonistischen Schwerpunkten kurz differenziert zu betrachten.

1.1 Definition nach dem Sozialgesetzbuch

Die derzeitige Definition für Behinderung wurde am 1.Januar 2018 durch das Bundeteilhabegesetz veröffentlicht.[1] Nach §2 I SGB IX sind Menschen behindert, wenn sie körperliche, seelische, geistige oder Sinnesbeeinträchtigungen haben, durch welche sie in Wechselwirkung mit einstellungs- und umweltbedingten Barrieren wahrscheinlich länger als 6 Monate an der gleichberechtigten Teilhabe an der Gesellschaft behindert sein können.[2] Geistige Behinderung bezieht sich auf die unterdurchschnittliche Intelligenz. Psychische Behinderung hingegen können Einschränkungen im sozio- emotionalen und kognitiven Funktionsbereich sein. Der Begriff der körperlichen Behinderung beschreibt die Beeinträchtigung der Verhaltensmöglichkeiten einer Person aufgrund einer Schädigung des Stütz -und Bewegungsapparates, einer anderen organischen Schädigung oder einer chronischen Krankheit.[3] Schwerbehindert sind Menschen nach §2 II SGB IX dann, wenn ein Grad der Behinderung von mindestens 50 vorliegt. Die Entscheidungskriterien bei dieser Definition sind die körperlichen, geistigen oder seelischen Zustände eines Menschen.

1.2 Definition nach der UN-Behindertenrechtskonvention (UN-BRK)

„Die UN- BRK ist das Fundament von Inklusion und eine weltweite Richtlinie für würdevolles und den Menschenrechten entsprechendes Dasein von Menschen mit

---

[1] UN-Behindertenrechtskonevntion(O.V) (O.D), [5]
[2] §2 I SGB IX
[3] Schalast 2010, S.4

Behinderung."[4] Auch die UN-BRK hat eine Definition für Behinderung entwickelt, festgehalten in Art. 1 Satz 2 der Konvention. Demnach ist ein Mensch behindert, wenn er langfristige körperliche, seelische, geistige oder Sinnesbeeinträchtigungen hat, welche ihn in Wechselwirkung mit verschiedenen Barrieren an der vollen, wirksamen und gleichberechtigten Teilhabe an der Gesellschaft hindern könnte.[5] Nach dieser Definition ist als jener Mensch behindert, der in irgendeiner Art und Weise von der kompletten Teilhabe an der Gesellschaft ausgeschlossen ist.[6] Diese kommt der Definition aus dem SGB IX sehr nahe. Nach der UN-BRK ist es das Ziel, einen vollen und gleichberechtigten Genuss der Menschenrechte für alle Menschen mit Behinderung zu gewährleisten. „Eine interessante These wäre es, zu behaupten: Wenn alle Menschen behindert wären, gäbe es Behinderung nicht."[7]

2 Behinderung Fakten

Rund 7,9 Millionen schwerbehinderte Menschen lebten 2019 in Deutschland.[8] Dies macht den größten Teil der etwa 10,2 Millionen Behinderten aus,[9] ersichtlich in Abbildung 1. Ab einem Grad von 50 gilt ein Mensch als schwerbehindert. Die Berechnung bei dem Grad der Behinderung erfolgt in Zehnerschritten von 20 bis 100.[10]

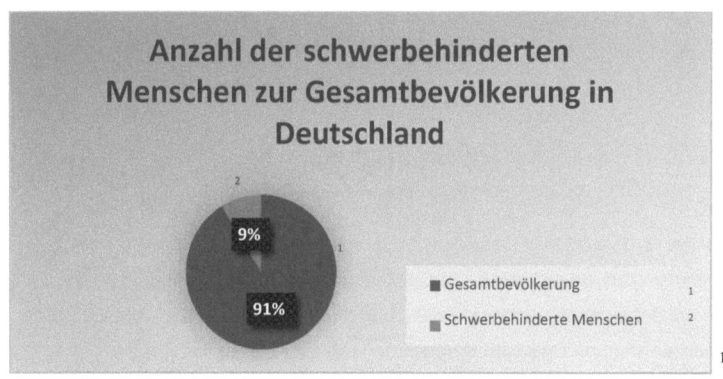

Abbildung 1- Anzahl der schwerbehinderten Menschen zur Gesamtbevölkerung in Deutschland

---

[4] Küstermann 2016, S.32
[5] Art. 1 Satz 2 UN-BRK
[6] Vgl. ebenda
[7] Schalast 2010, S.4
[8] Statistisches Bundesamt (O.V.) 2020,[1]
[9] Vgl. ebenda
[10] Bundesagentur für Arbeit (O.V.) (O.D.), [2]
[11] Eigene Darstellung
[12] Statistisches Bundesamt (O.V.) 2020,[1]

Bei einer Gesamtbevölkerung von 83,02 Millionen macht dies 9% und somit keinen geringen Anteil aus. Dies sind 136 000 mehr schwerbehinderte Menschen als im Jahr 2017.[13] Davon waren 49,6% Frauen und 50,4% Männer, ein Drittel von ihnen ist 75 Jahre und älter. Dies resultiert daraus, dass Behinderungen meist im höheren Alter auftreten.[14] Lediglich 2% der Schwerbehinderten waren Kinder und Jugendliche unter 18 Jahren. 58% der Betroffenen hatten körperliche Behinderungen. Geistig oder seelisch behindert waren 13%. Zerebrale Störungen konnte man in 9% der Fälle entdecken:[15]

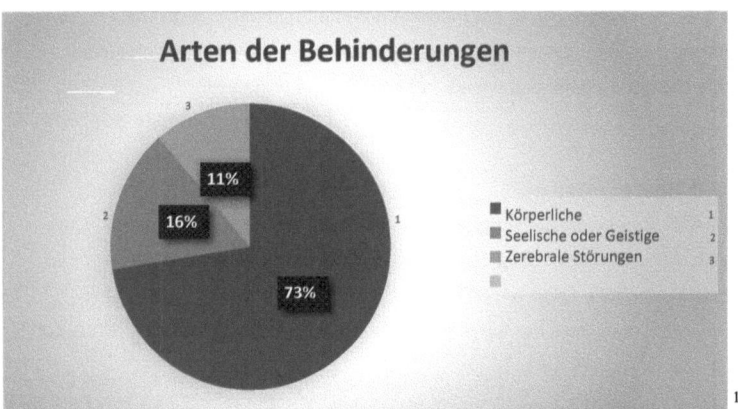

Abbildung 2- Arten der Behinderungen

2.1 Gesetzliche Vorgaben für die Beschäftigung

Da, wie in den vorgegangenen Definitionen erkennbar ist, eine Behinderung das Leben eines Menschen stark beeinflussen kann, gibt es gesetzliche Regelungen, sodass Menschen mit Behinderung aufgrund ihres „Andersseins" nicht aus der Gesellschaft ausgeschlossen werden. Das SGB IX regelt den Umgang mit Behinderung und die Integration sowie Selbstbestimmung der betroffenen Personen.[18] Es wird definiert, was genau Behinderung ist (siehe oben), welche medizinischen und sozialen Leistungen behinderten Menschen gebühren und welche Förderungen ihnen zur Teilhabe am

---

[13] Statistisches Bundesamt (O.V.) 2020,[1]
[14] Vgl. ebenda
[15] Statistisches Bundesamt (O.V.) 2020, [1]
[16] Eigene Darstellung
[17] Statistisches Bundesamt (O.V.) 2020,[1]
[18] §1 SGB IX

Arbeitsmarkt zustehen. Letzteres wird in Kapitel 10 genauer erklärt, was spannend für diese Arbeit sein könnte. In diesem Kapitel geht es um die Teilhabe am Arbeitsleben der betroffenen Menschen. Hiernach werden zunächst Leistungen bereitgestellt, um die Erwerbsfähigkeit der Menschen zu gewährleisten. Auch ist geregelt, dass Frauen die gleichen Chancen im Erwerbsleben zugesichert bekommen sollen wie Männer. Behinderte Menschen sollen Chance auf Ausbildungen, Arbeitsplätze und Weiterbildungen haben, hierfür werden Leistungen erbracht, etwa für dafür nötige Hilfsmittel, Verpflegung oder die Unterbringung.

Nicht nur die Menschen mit Behinderung erhalten solche Leistungen, sondern auch die betroffenen Arbeitgeber*innen erhalten nach §50, wie etwa Ausbildungszuschüsse zur betrieblichen Ausführung von Bildungsleistungen oder auch Eingliederungszuschüsse. Auch eine befristete Probebeschäftigung würde bezuschusst werden. Erbracht werden diese Leistungen so lange, bis das Teilhabeziel erreicht ist oder die Eingliederungsaussichten verbessert sind. Diese Leistungen an den Arbeitgeber könnten allenfalls dazu anregen, über eine Beschäftigung eines Menschen mit Behinderung nachzudenken, doch wie oft das in der Realität vorkommt, werde ich im Verlauf noch erforschen.

2.1.1 Regelungen des Grundgesetzes

Nach Art. 3 III 2 GG darf niemand wegen seiner Behinderung benachteiligt werden, woraus sich schließen lässt, dass Menschen mit Behinderung genauso wie andere Menschen am Arbeitsleben teilnehmen dürfen. Arbeit ist ein wesentlicher Faktor und auch Voraussetzung für die Eingliederung in die Gesellschaft. Die Aufgabe des Staates ist es, Hilfen und Leistungen anzubieten und gesetzlich zu verankern, die von Menschen mit Behinderung in Anspruch genommen werden können. „Das Grundgesetz für die Bundesrepublik Deutschland sichert allen Menschen unabhängig von Ursache, Art und Schwere einer eventuellen Behinderung in gleicher Weise die Beachtung ihrer Menschenwürde, das Recht auf Leben und körperliche Unversehrtheit, die freie Entfaltung ihrer Persönlichkeit, die Beachtung des Sozialstaatsgrundsatzes und die gleiche Behandlung durch die öffentliche Gewalt zu."[19]

---

[19] Franke 2004, S.27

Somit legt das Grundgesetz einen guten Grundstein, um eine Teilhabe am Arbeitsleben für Menschen mit Behinderung zu gewährleisten.

2.1.2 Regelungen des Sozialgesetzbuches

Das SGB II befasst sich mit der Arbeitsförderung, wobei sich das SGB IX mit der Rehabilitation und Teilhabe von Menschen mit Behinderung beschäftigt.[20] Ziel ist es nach §10 SGB IX, die Erwerbsfähigkeit von Menschen mit Behinderung*en zu erhalten, zu verbessern oder wiederherzustellen.[21] Nach dem SGB IX sind auch Arbeitgeber*innen dazu verpflichtete, eine gewisse Anzahl an Menschen mit Behinderungen aufzunehmen. Ansonsten müssten sie monatlich einen gewissen Geldbetrag zahlen. Auch die Teilhabe am Arbeitsleben wird im SGB IX thematisiert, wobei nach §111 I Nr.1 anerkannte WfbM Leistungen zur Beschäftigung sind. Nach §113 SGB IX werden Leistungen zur sozialen Teilhabe erbracht, um Gleichberechtigung zu ermöglichen. Die Menschen mit Behinderung sollen demnach zu einer selbstbestimmten und eigenverantwortlichen Lebensführung im eigenen Wohnraum und Sozialraum befähigt werden. Gemäß §112 II 1 Nr.3 SGB IX sind Menschen mit Behinderungen Leistungen zu gewährleisten, welche ihnen ermöglichen, ihr angestrebtes Berufsziel zu erreichen.[22] Es gibt noch weitere gesetzliche Regelungen in den Sozialgesetzbüchern, welche eine wirkliche Unterstützung für Menschen mit Behinderung sein können, insofern sie wirklich eingehalten werden. Diese alle hier aufzuführen, würde hier aber leider den Rahmen sprengen.

Anhand der zuvor dargestellten gesetzlichen Regelungen, ist zu erkennen, dass diese eine Gleichstellung für behinderte Menschen bieten wollen. Sollten diese Vorlagen eingehalten werden, bieten sie eine sehr gute Grundlage, um Menschen mit Behinderung zuallererst eine Beschäftigung in eine WfbM zu ermöglichen, welche danach schrittweise das Ziel verfolgt, wenn möglich, den Menschen auf den allgemeinen Arbeitsmarkt zu übergeben. Solche gesetzlichen Regelungen sind sehr wichtig, um eine einheitliche Regelung vorliegen zu haben und klarzustellen, dass Menschen mit Behinderung die gleichen Rechte auf ein Arbeitsleben oder eine Ausbildung haben, wie Menschen ohne Behinderung.

---

[20] SGB II, SGB IX
[21] §10 SGB IX
[22] §112 II 1 Nr.3 SGB IX

3 Werkstätten für behinderte Menschen

Der Begriff der Werkstatt für Behinderte Menschen (WfbM) ist definiert im §219 SGB IX. Sie verfolgt die Teilhabe behinderter Menschen am Arbeitsleben im Sinne des Kapitels 10, zum Thema der Eingliederung in das Arbeitsleben(s.o.). In ihr dürfen Menschen arbeiten, welche wegen der Art oder der schwere ihrer Behinderung nicht oder noch nicht oder auch noch nicht wieder auf dem allgemeinen Arbeitsmarkt (erster Arbeitsmarkt) beschäftigt werden können.[23] Hier ist herauszuhören, dass es auf alle Fälle das Ziel ist, die betroffenen Menschen, wenn möglich, wieder in das allgemeine Arbeitsleben zu integrieren. Die WfbM (zweiter Arbeitsmarkt) soll demnach gemäß Absatz 1 S.3 SGB IX den Übergang geeigneter Personen auf den allgemeinen Arbeitsmarkt durch geeignete Maßnahmen fördern.[24] Sie bietet derzeit mehr als 300 000 Menschen eine Beschäftigung und berufliche Bildung.[25]

3.1 Arbeitsmarkt

Auf dem allgemeinen Arbeitsmarkt sind Menschen mit Behinderungen stark unterpräsentiert, so lag der Anteil der berufstätigen und arbeitssuchenden Menschen mit Behinderung bei weniger als der Hälfte (30%) im Gegensatz zu Menschen ohne Behinderung (65%). Menschen mit Behinderung im Alter von 25-44 Jahren waren zudem häufiger erwerbslos (6%), im Gegensatz u Gleichaltrigen nicht behinderte Menschen (4%). Die höchste Chance auf einen Arbeitsplatz besteht für Menschen mit Behinderung in der öffentlichen Verwaltung, etwa 10% sind dort beschäftigt. Auch sind rund 30% im Bereich von öffentlichen und privaten Dienstleistungen beschäftigt. Hier ist auffällig, dass die Anteile bei der Beschäftigung von Menschen ohne Behinderung in diesen Bereichen geringer sind. Rund 7% dieser arbeiten in der öffentlichen Verwaltung und 24% im Dienstleistungsbereich. Nur wenige Menschen mit Behinderung finden den Weg in den Bereich Handel, Gastgewerbe und Kfz-Werkstätten.[26] „Mit 14% lag ihr Anteil hier 3 Prozentpunkte unter dem der Menschen ohne Behinderung."[27]
Bereits in der Ausbildung kann ein Grundstein für berufliche Nachteile der betroffenen

---

[23] Cramer 2009, S.82
[24] §219 I 3 SGB IX
[25] Lindner 2019, [1]
[26] Statistisches Bundesamt (O.V.) 2020,[6]
[27] Vgl. ebenda

Menschen gelegt werden. Bei Menschen mit Behinderung im Alter von 30-44 Jahren hatten im Jahr 2017 27% keinen Berufsabschluss, wobei dies bei nur 14% der Menschen ohne Behinderung zutraf.[28]

Auf dem Arbeitsmarkt gelten gewisse Bestimmungen für schwerbehinderte Menschen, beispielsweise: „(…) besonderer Kündigungsschutz, Hilfen zur Arbeitsplatzausstattung, Betreuung durch spezielle Fachdienste, Beschäftigungsanreize für Arbeitgeber"[29], welche eine Gleichstellung sichern sollen und den Menschen mit Behinderung den allgemeinen Arbeitsmarkt möglich machen sollen. Menschen mit Behinderungen haben Anspruch auf diesen Nachteilsausgleich, man möchte ihnen eine Ausbildung in einem anerkannten Ausbildungsberuf ermöglichen, so wie es auch Menschen ohne Behinderung zusteht. Hierfür kann eine Ausbildung individuelle angepasst werden, beispielsweise im Umfang und der Dauer oder was den Einsatz verschiedener Hilfsmittel betrifft. Sollte eine Ausbildung in einem Betrieb auch mit Unterstützung nicht möglich sein, kann bei bestimmten Voraussetzungen die Ausbildung in einer außerbetrieblichen Einrichtung stattfinden, hier wird individuelle Nachhilfe angeboten und der Fokus liegt eher in der Praxis als Theorie.[30]

Auf Basis der zuvor dargelegten Literaturanalyse kann man vielfältige Möglichkeiten erkennen, um einen Grundstein für die Beschäftigung auf den allgemeinen Arbeitsmarkt, durch eine Berufsausbildung, zu legen.

3.2 Zielgruppe und Aufgaben

Kann ein behinderter Mensch aufgrund seiner Behinderung, trotz aller personellen, technischen und finanziellen Hilfen, nicht auf dem allgemeinen Arbeitsmarkt beschäftigt werden, kommt die WfbM mit der Funktion der Teilhabe am Arbeitsleben in Betracht. Jedoch wird allenfalls das Ziel angestrebt, einen Übergang auf den allgemeinen Arbeitsmarkt zu erreichen, etwa durch übergangsfördernde und arbeitsbegleitende Maßnahmen. [31] Aufgenommen werden Menschen mit Behinderung, welche länger als 6 Monate voll erwerbsgemindert sind, das heißt, dass sie aufgrund ihrer Behinderung nicht in der Lage sind, mindestens 3 Stunden täglich zu arbeiten.[32] Die Menschen mit Behinderung sollen in der WfbM ihre Leistungsfähigkeit

---

[28] Statistisches Bundesamt (O.V.) 2020,[6]
[29] Bundesagentur für Arbeit (O.V.) (O.D.),[5]
[30] Vgl. ebenda
[31] REHADAT Bildung(O.V.) 2021, [1 $ff.$]
[32] Döcker 2018, S.5

entwickeln, erhöhen oder wiedergewinnen und dazu befähigt werden, eine Beschäftigung im Betrieb des Arbeitsmarktes (wieder-)aufzunehmen.[33] „Die Beschäftigung in Werkstätten entspricht nicht der Erwerbsarbeit auf dem allgemeinen Arbeitsmarkt."[34] Jeder Mensch, der aufgrund seiner Behinderung voll erwerbsgemindert ist, hat Anspruch auf die Werkstattleistung und somit die Möglichkeit auf die Eingliederung in das Arbeitsleben. Werkstattarbeitende sind keine klassischen Arbeitnehmer*innen, was auch bedeutet, dass sie keinen Mindestlohn erhalten.[35] Anbieten soll die WfbM ein möglichst weitreichendes Angebot an Arbeitsplätzen. Diese sollten allenfalls den Erfordernissen der Arbeitswelt entsprechen, jedoch auch an die Menschen mit Behinderung angepasst sein.[36]

Hier ist zu sehen, dass jeder behinderte Mensch die Chance bekommt, sich weiterzubilden oder am Arbeitsleben teilzunehmen, wenn er nur möchte. Die WfbM bietet die Chance zur Inklusion auf den Arbeitsmarkt.

4 Korrelation der WfbM und der Teilhabe am Arbeitsmarkt

Nachdem ich nun Definitionen von Behinderungen darstellte, gesetzliche Vorschriften aufführte und die WfbM vorstellte, möchte ich nun herausfinden, inwieweit die WfbM wirklich einen Übergang auf den allgemeinen Arbeitsmarkt vorbereitet bzw. welche Unterstützungen es gibt, um den Übergang zu erleichtern.

Beschäftigte in WfbM haben den gesetzlichen Auftrag, die Werkstattarbeitenden auf den Übergang auf den allgemeinen Arbeitsmarkt vorzubereiten.[37] Hierfür muss die Persönlichkeit und Leistungsfähigkeit dieser entsprechend gefördert werden. Die Möglichkeit, auf einen Arbeitsplatz außerhalb der WfbM zu wechseln haben die behinderten Menschen, welche nicht mehr auf die WfbM und ihre persönliche Betreuung angewiesen sind.[38]

In Deutschland werden mehr als 300 000 behinderte Menschen in WfbM beschäftigt[39], wobei jedoch weniger als 1% dieser auf den allgemeinen Arbeitsmarkt übernommen wird[40]. Im Folgenden möchte ich einige Möglichkeiten für behinderte Menschen

---

[33] Döcker 2018, S.5
[34] Cramer 2009, 323
[35] Vgl. ebenda
[36] Döcker 2018, S.6
[37] Franke 2004, S.27
[38] Vgl.ebenda
[39] Lindner 2019, [1]
[40] Döcker 2018, S.4

vortragen, die den Übergang auf den allgemeinen Arbeitsmarkt erleichtern sollen. Es gäbe jedoch noch weitere Möglichkeiten.

4.1 Das Praktikum

Es bestehen einige Möglichkeiten, um eine Chance auf eine Beschäftigung auf dem allgemeinen Arbeitsmarkt zu bekommen. Eine wären Praktika. „Wenn Beschäftigte der Werkstatt eine gesundheitlich stabile Verfassung aufweisen und in der WfbM keine Probleme haben, ihre Arbeit zu verrichten, können sie durch ein Praktikum in einem Betrieb des allgemeinen Arbeitsmarktes ihre Belastbarkeit testen"[41] Dadurch bietet sich ihnen die Chance, Erfahrungen auf den ersten Arbeitsmarkt zu sammeln, ob in persönlicher oder natürlich auch fachlicher Art. Bestenfalls könnte sich durch überzeugende Arbeit eine Festanstellung in einem solchen Betrieb ergeben.[42] Durch Praktika haben die Menschen mit Behinderung die Möglichkeit, ein bestimmtes Arbeitsfeld zu entdecken und auch die eigentlichen beruflichen Fähigkeiten weiterzuentwickeln. Auch kann geschaut werden, inwieweit die betrieblichen Arbeitsinhalte und Arbeitsabläufe an den individuellen behinderten Menschen angepasst werden können. „Bei Praktika von Werkstattbeschäftigten, die im Rahmen einer Maßnahme zur Förderung des Übergangs auf den allgemeinen Arbeitsmarkt, §5 IV WVO, absolviert werden, können dem aufnehmenden Betrieb Leistungen zur Abgeltung außergewöhnlicher Belastungen erstattet werden."[43]

Das Praktikum stellt eine große Chance für Menschen mit Behinderung dar, aus dem Arbeitsalltag in der WfbM rauszukommen und das echte Arbeitsleben zu entdecken. Gleichzeitig bekommen sie aber Sicherheit, da sie offiziell noch in der WfbM angestellt sind.

4.1.1 Inklusionsbetriebe

Eine Vielzahl von Werkstätten betreiben zudem auch eigene Inklusionsbetriebe, wobei es sich um Unternehmen des allgemeinen Arbeitsmarktes handelt, bei welchen, neben Menschen ohne Behinderung, überdurchschnittlich viele schwerbehinderte Menschen sozialversicherungspflichtig arbeiten. Der Anteil der schwerbehinderten Menschen liegt

---

[41] REHADAT Bildung(O.V.) 2021,[43]
[42] Vgl. ebenda
[43] Döcker 2018, S.7

zwischen 30 und 50 Prozent, wobei die leistungsfähigen Werkstatt-Beschäftigten eine gute Chance auf Übernahme auf den ersten Arbeitsmarkt haben. Wichtig und richtig ist, dass solche Inklusionsbetriebe zusätzliche Unterstützungsmöglichkeiten in Anspruch nehmen können.[44] Inklusionsbetriebe sind somit ein wichtiger Bestandteil, um den Übergang auf den allgemeinen Arbeitsmarkt möglich zu machen, da sie eine überdurchschnittlichen Vielzahl von Menschen mit Behinderung die Chance auf ein unabhängiges Arbeitsleben geben.

4.2 Außenarbeitsplätze

Um die Arbeitswelt näher kennenzulernen bieten sich auch Außenarbeitsplätze an. Wie auch während der Zeit eines Praktikums bleiben die Werkstattarbeitenden der Werkstatt in dieser Zeit zugehörig. Während solch einer Beschäftigung arbeiten die behinderten Menschen begleitet in Betrieben des Arbeitsmarktes. Hierdurch können die Werkstattbeschäftigten ihre berufspraktischen Fähigkeiten verbessern, aber auch ihre sozialen Kompetenzen erweitern. Diese sind erforderlich, um zu einem späteren Zeitpunkt aus der Werkstatt auszutreten und auf den allgemeinen Arbeitsmarkt erfolgreich aufgenommen zu werden. Sollte eine sozialversicherungspflichtige Beschäftigung auf dem allgemeinen Arbeitsmarkt nicht möglich sein, bieten die Außenarbeitsplätze ein höheres Maß an Inklusion als die WfbM. Die Menschen mit Behinderung können bei diesen Arbeitsplätzen befristet sowie unbefristet arbeiten, meist liegen keine Beschränkungen vor, in welchem Arbeitsbereich gearbeitet werden kann.[45] „Auch für Außenarbeitsplätze gilt, dass dem aufnehmenden Betrieb Leistungen zur Abgeltung außergewöhnlicher Belastungen nach §27 SchwbAV i.V.m. §5 Abs.4 Werkstättenverordnung durch das Integrationsamt erstattet werden können."[46]

4.3 Unterstützungen

Mit der Aufnahme einer Beschäftigung auf dem allgemeinen Arbeitsmarkt hören die Möglichkeiten der Unterstützung nicht auf. Es gibt vielseitige Instrumente, um

---

[44] Döcker 2018, S.9
[45] Vgl. ebenda, S.7 ff.
[46] Vgl. ebenda

beispielsweise Firmen zur Aufnahme von behinderten Menschen zu animieren und den Arbeitsplatz auf dem ersten Arbeitsmarkt nachhaltig zu sichern.

4.3.1 Arbeitsassistenz

Behinderte Menschen mit erheblichem Unterstützungsbedarf, die einer Erwerbsarbeit nachgehen, haben Anspruch auf Kostenübernahme einer notwendigen Arbeitsassistenz. Diese geht dem behinderten Menschen mit zur Hand bei der Arbeitsausführung, wobei das Arbeitsergebnis und die Anleitungskompetenz aber vollständig bei Menschen mit Behinderung liegen. Eine solche Arbeitsassistenz setzt ein hohes Maß an Eigenverantwortung voraus und wird hauptsächlich von Blinden, Rollstuhlfahrer*innen und Gehörlosen in Anspruch genommen. Anfallende Kosten können auch bei einer Beschäftigung in einem Inklusionsbetrieb übernommen werden, was bedeutet, dass eine Arbeitsassistenz auch ein Instrument zum Übergang auf den Arbeitsmarkt sein kann.[47]

Durch die Arbeitsassistenz haben somit auch behinderte Menschen mit starken Einschränkungen die Chance, Arbeiten auszuüben und müssen nicht zeitlebens aufgrund ihrer Einschränkung außerhalb des „wahren Lebens" Arbeiten in der WfbM ausüben.

4.3.2 Rückkehrrecht

Beschäftigte mit einem Werkstattanspruch, die auf dem ersten Arbeitsmarkt arbeiten, haben ein gewisses Rückkehrrecht in die WfbM. Dies ist vor allem fördernd, da viele ehemals Werkstattarbeitende Angst haben, dass sie sich beispielsweise in der richtigen Arbeitswelt nicht wohlfühlen und nicht den Übergang wagten, da sie dann nicht mehr (einfach) zurück in die Werkstatt konnten. Durch dieses Rückkehrrecht werden die Menschen motiviert, den Schritt zu wagen und notfalls haben sie die Möglichkeit, wieder in die WfbM aufgenommen zu werden.[48]

„Ich habe schon erlebt, dass jemand auf dem allgemeinen Arbeitsmarkt keinen Anschluss fand und deshalb wieder zurück in die Werkstatt wollte."[49]

Dieses Rückkehrrecht ist ein essenzieller Bestandteil für den Übergang auf den allgemeinen Arbeitsmarkt. Er gibt Betroffenen die nötige Sicherheit, um den letzten

---

[47] Döcker 2018, S.9
[48] Vgl. ebenda, S.8 f.
[49] Marx 2019, S.85

Schritt Richtung allgemeinen Arbeitsmarkt zu wagen. Auch fallen die Betroffenen nicht in ein großes Loch, wenn der Betrieb auf dem allgemeinen Arbeitsmarkt nicht passend für sie ist und sie nicht in die WfbM zurückkönnten. Durch diesen Beschluss können sich auch nach dem Austritt aus dem ersten Arbeitsmarkt in die WfbM wiederaufgenommen werden und haben eine neue Chance in einen neuen Betrieb auf dem Arbeitsmarkt aufgenommen zu werden.

4.4 Arbeitsentgelt für Werkstattarbeitende

Zwar erhalten Werkstattarbeitende ein Arbeitsentgelt, dies ist jedoch nicht gleichzusetzen mit der Entlohnung auf dem ersten Arbeitsmarkt. Im Monat erhalten Werkstattarbeitende ein Entgelt von durchschnittlich 180€, bei einer 35-40 Stundenwoche.[50]

4.5 Finanzielle Unterstützung

Auch gibt es von staatlicher Seite einige Unterstützungen, welche den Übergang auf den allgemeinen Arbeitsmarkt erleichtern können. Ein Beispiel ist das Budget für Arbeit.

4.5.1 Budget für Arbeit

Ein behinderter Mensch mit Werkstattanspruch, der auf den ersten Arbeitsmarkt wechselt, kann dieses Budget in Anspruch nehmen. Dieser Beschluss erfolgte im Jahr 2018 durch das Bundesteilhabegesetz. Es handelt sich um einen tariflichen Lohn- und Gehaltskostenzuschuss, und soll den zusätzlichen Unterstützungsbedarf des behinderten Arbeitenden ausgleichen.[51] „Der Arbeitgeber zahlt einen tariflichen Lohn, von dem ihm der Träger der Eingliederungshilfe über das Budget für Arbeit bis zu 75 Prozent erstattet."[52] Dies kann natürlich überzeugend sein und Firmen dazu animieren, sich von behinderten Menschen zu überzeugen und sie langfristig zu beschäftigen. Es gibt noch eine Vielzahl an weiteren Unterstützungen für Arbeitnehmer*innen, welche die Übernahme von Menschen mit Behinderung in eine

---

[50] Lahoda 2018, S.340
[51] Marx 2019, S.82 f.
[52] Vgl. ebenda

sozialversicherungspflichtige Beschäftigung auf dem ersten Arbeitsmarkt fördern sollen.

4.6 Teilschritte auf dem Weg nach draußen

Auf dem Weg auf den allgemeinen Arbeitsmarkt müssen Teilschritte begangen werden. Diese werde ich folgend kurz erläutern.
Zum einen muss eine Sondergruppe leistungsstarker Mitarbeiter*innen der WfbM gefunden werden, welche durch ein intensives Training auf die spätere Arbeitswelt vorbereitet werden.
Folgend sind geeignete Firmen zu finden, welche bereit sind, einen Menschen mit Behinderung zu beschäftigen.
Nach einem erfolgreich abgeschlossenem Arbeitsversuch kann ein Arbeitsplatz, jedoch mit einem Beschäftigungsvertrag, abgeschlossen werden. Hier ist es das Ziel, dass nach einem bestimmten Zeitraum dem Menschen mit Behinderung ein normaler Arbeitsplatz angeboten wird. Solange bleibt der/die Beschäftigte Mitarbeiter*in der WfbM.[53]

5 Fazit

Nachdem ich nun die WfbM genauer vorgestellt und die Korrelation zwischen dieser und dem Übergang auf den allgemeinen Arbeitsmarkt thematisiert habe, möchte ich die Hausarbeit mit einem Fazit abschließen.
Ich habe die These „Werkstätten für behinderte Menschen- Eingliederung in das Arbeitsleben oder endlose Beschäftigungstherapie?" kritisch betrachtet und habe mir eine persönliche Meinung gebildet.
Meiner Meinung nach sind die WfbM eine sehr gute Chance, um den Übergang in das Arbeitsleben zu erleichtern. Doch hier wird vielleicht nicht bedacht, dass die Werkstätten an sich schon eine Abgrenzung für die Behinderten bedeuten, obwohl sie doch eigentlich genau das Gegenteil bewirken sollen. Der Fakt, dass von über 300 000 Beschäftigten weniger als 1% letztendlich auf den allgemeinen Arbeitsmarkt entlassen werden, zeigt, dass die theoretischen gesetzlichen Grundlagen und das Ziel, die Beschäftigen durch die WfbM auf den allgemeinen Arbeitsmarkt zu übergeben, in der Praxis leider noch nicht zu gut funktionieren. Meiner Meinung nach steckt in den WfbM

---

[53] Franke 2004, S.32

ein großes Potenzial, es kann die beste Chance für einen behinderten Menschen sein, einen „richtigen" Job zu finden. Doch dieses Potenzial muss besser ausgebaut werden. Man sollte auch nicht übersehen, dass die WfbM den behinderten Menschen einen strukturierten Tagesablauf bieten, was viel wert ist. Sie gehen regelmäßig zur Arbeit, dies hilft vor allem geistig behinderten Menschen, sich zu orientieren. Auch haben sie in der Werkstatt nicht dieses Gefühl des „Andersseins", da sie Zusammenhalt durch Gleichgesinnte erfahren.

Anhand der in der Hausarbeit erarbeiteten Informationen kann man erkennen, dass die theoretischen Grundlagen sehr gut ausgebaut sind und allenfalls einen Übergang auf den allgemeinen Arbeitsmarkt erwünschen. Die Aufgabe der WfbM ist es, dies zu fördern. Doch bewies ich auch, dass behinderte Menschen heutzutage auf dem allgemeinen Arbeitsmarkt immer noch unterpräsentiert sind.

Jedoch konnte man einige Unterstützungsmöglichkeiten erkennen, welche den Übergang auf den ersten Arbeitsmarkt wirklich erleichtern könnten. Praktika oder Außenarbeitsplätze sind eine große Chance, um das Arbeitsleben kennenzulernen und auf den Arbeitsmarkt überzugehen. Auch muss man keine Angst haben, nicht mehr in die WfbM zurückzugelangen, da das Rücktrittsrecht hier Sicherheit gibt. Auch Betriebe, welche Menschen mit Behinderungen aufnehmen, bekommen Zuschüsse, weshalb, meiner Meinung nach, nichts dagegenspricht, den Mut zu haben und etwas ungewohntes, etwa die betriebliche Beschäftigung eines Behinderten zu wagen.

Abschließend würde ich sagen, dass die WfbM keine endlose Beschäftigungstherapie sind. Die meisten Menschen mit Behinderung fühlen sich in ihnen sehr wohl und gut aufgehoben. In ihnen haben sie die Chance, ihre Fähigkeiten auszubauen und etwas aus sich zu machen. Jedoch ist anhand meiner Herausarbeitungen deutlich ersichtlich, dass es noch einiges zu tun gibt, um wirklich von Inklusion in den allgemeinen Arbeitsmarkt zu reden. Bei einer Übernahmequote von 1% kann man somit nicht bestätigen, dass die WfbM den Übergang fördern. Meiner Meinung nach sind die gesetzlichen Zuschüsse schon gut. Jedoch würde ich allenfalls über Lösungsansätze nachdenken, die auch in der Praxis eine höhere Übernahmequote sicherstellen. Möglich wären hier Programme, bei denen bei Firmen geworben wird, einen Menschen mit Behinderung zu übernehmen. Auch sollten viel mehr Praktika oder Arbeiten auf Außenarbeitsplätzen stattfinden. Die Menschen mit Behinderung sollen an Sicherheit gewinnen und die Betriebe den Umgang mit behinderten Menschen als Beschäftigte kennenlernen. Umso mehr solcher Erfahrungen stattfinden, desto höher könnten die Übernahmequoten werden. Eine interessante These wäre es zu behaupten: „Wenn der Arbeitsplatz gut angepasst ist und zu dem Menschen mit Behinderung passt, könnte jeder Mensch mit Behinderung auf dem allgemeinen Arbeitsmarkt arbeiten." Auch denke ich, ist es schwierig, auf den allgemeinen Arbeitsmarkt zu kommen, da dort meist nur die Leistungsstärksten der WfbM eine Chance auf Übernahme hätten, diese erbringen jedoch auch in den WfbM die höchste Leistung und somit den höchsten Gewinn. Die WfbM sind auf diese Personen angewiesen, was den Übergang deutlich erschweren kann. Ich finde es fragwürdig, warum der Lohn bei einer 35-50 Stundenwoche bei 200€ liegt. Menschen ohne Behinderung verdienen bei gleicher Stundenanzahl durchschnittlich das 24,7-fache.[54] Selbstverständlich können sie nicht dieselben Leistungen bringen, doch diesen Gehaltsunterschied finde ich persönlich zu hoch. Bei einem solch niedrigem Monatseinkommen sind die behinderten Menschen abhängig von Freunden und Familie und können nicht unabhängig leben. Dies könnte jedoch ein guter Ansporn sein, den Weg aus der WfbM herauszuwagen, um auf dem allgemeinen Arbeitsmarkt mehr Geld zu verdienen.

Zusammenfassend kann die WfbM eine gute Eingliederungshilfe auf den allgemeinen Arbeitsmarkt sein, jedoch gibt es noch einige Dinge, welche dies verhindern und an denen noch dringend gearbeitet werden muss, um auf einen guten Weg in Richtung Gleichstellung zu kommen.

---

[54] ING 2020, [2]

I. Literaturverzeichnis

Bundesagentur für Arbeit (O.V.) (O.D.): Schwerbehinderung und Gleichstellung. Verfügbar [$online$] unter: Schwerbehinderung und Gleichstellung - Bundesagentur für Arbeit (arbeitsagentur.de)[$Zugriff\ am\ 24.01.2021$].

Cramer,H. (2009): Werkstätten für behinderte Menschen.München:C.H.Beck.

Döcker, B. (2018): Arbeit und Behinderung – Übergänge aus der Werkstatt für behinderte Menschen in den Arbeitsmarkt möglich machen. Verfügbar [$online$] unter: AWO BV Broschüre Übergang WfbM Arbeitsmarkt 201802_0.pdf[$Zugriff\ am\ 02.02.2021$].

Franke A. (2004): Werkstätten für Menschen mit Behinderung, Ziele, Struktur und Kriterien. Norderstedt: GRIN.

ING (2020): Wo und in welcher Branche Deutschlands Topverdiener arbeiten. Verfügbar [$online$] unter: Der große Gehaltsreport 2020 – ING WissensWert[$Zugriff\ am\ 20.02.2020$].

Küstermann B., Eikötter M. (2016): Rechtliche Aspekte inklusiver Bildung und Arbeit. Die UN-Behindertenrechtskonvention und ihre Umsetzung im deutschen Recht.Weinheim,Basel:Beltz Juventa.

Lahoda K. (2018): Arbeitsalltag in Werkstätten für behinderte Menschen.Regensburg:WAXMANN.

Lindner C. (2019): Ein Jahr Budget für Arbeit. Verfügbar [$online$] unter: Drucksache 19/7590 (bundestag.de)[$Zugriff\ am\ 24.01.2021$].

Marx C. (2019): Menschen- Inklusiv leben. Verfügbar [$online$] unter: Menschen_Inklusiv_leben_2019-01_korr.pdf[$Zugriff\ am\ 02.02.2021$].

Mönch-Kalina S., Mahnke S.(2007): Behinderung-was ist das?. Verfügbar [$online$] unter: Behinderung – was ist das (kita-portal-mv.de)[$Zugriff\ am\ 20.01.2021$].

REHADAT Bildung(O.V.) (2021): Wege auf den allgemeinen Arbeitsmarkt. Verfügbar [$online$] unter: Wege auf den allgemeinen Arbeitsmarkt | REHADAT-Bildung (rehadat-bildung.de)[$Zugriff\ am\ 02.02.2021$].

Schalast A. (2010): Werkstätten für behinderte Menschen-Beschäftigungstherapie oder Eingliederung in das Arbeitsleben? Nordersted:GRIN

Statistisches Bundesamt (O.V.) (2020): 30 % der Menschen mit Behinderung waren 2017 in den Arbeitsmarkt integriert. Verfügbar [$online$] unter: https://www.destatis.de/DE/Presse/Pressemitteilungen/2020/05/PD20_N026_23.html [$Zugriff\ am\ 22.01.2021$].

Statistisches Bundesamt (O.V.) (2020): 7,9 Millionen schwerbehinderte Menschen leben in Deutschland. Verfügbar [$online$] unter: 7,9 Millionen schwerbehinderte Menschen leben in Deutschland - Statistisches Bundesamt (destatis.de)[$Zugriff\ am\ 19.01.2021$].

UN-Behindertenrechtskonvention (O.V) (O.D): Definition von Behinderung. Verfügbar [$online$] unter: Definition von Behinderung | UN-Behindertenrechtskonvention [$Zugriff\ am\ 24.01.2021$].

II. Abbildungsverzeichnis

Abbildung 1- Anzahl der schwerbehinderten Menschen zur Gesamtbevölkerung in Deutschland ....- 3 -
Abbildung 2- Arten der Behinderungen ....- 4 -

III. Literaturempfehlung

Vielfältige Praxisbeispiele vom Übergang aus der WfbM auf den allgemeinen Arbeitsmarkt: Verfügbar [*online*] unter: Materialien :: UN-Konventionell (un-konventionell.info)[*Zugriff am* 22.02.2021].